# BEI GRIN MACHT SICH IHR WISSEN BEZAHLT

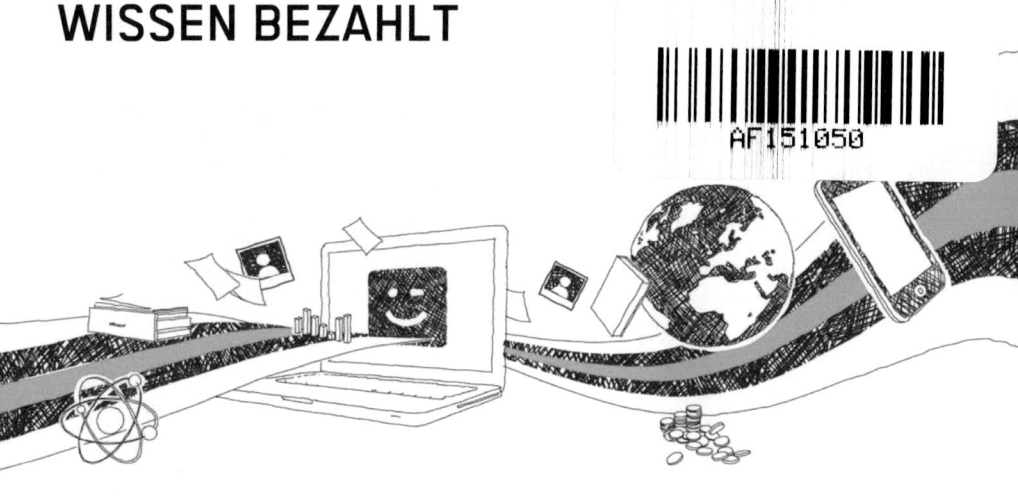

- Wir veröffentlichen Ihre Hausarbeit, Bachelor- und Masterarbeit

- Ihr eigenes eBook und Buch - weltweit in allen wichtigen Shops

- Verdienen Sie an jedem Verkauf

## Jetzt bei www.GRIN.com hochladen und kostenlos publizieren

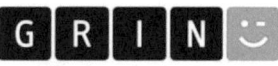

**Bibliografische Information der Deutschen Nationalbibliothek:**

Die Deutsche Bibliothek verzeichnet diese Publikation in der Deutschen National-
bibliografie; detaillierte bibliografische Daten sind im Internet über http://dnb.d-
nb.de/ abrufbar.

**Impressum:**

Copyright © 2008 GRIN Verlag, Open Publishing GmbH
Druck und Bindung: Books on Demand GmbH, Norderstedt Germany
ISBN: 9783640499205

**Dieses Buch bei GRIN:**

http://www.grin.com/de/e-book/139671/gesundheitsprodukt-im-tourismus

Gerhard Gstettner

# Gesundheitsprodukt im Tourismus

## Chancen und Grenzen im Gesundheitstourismus

GRIN Verlag

**GRIN - Your knowledge has value**

Der GRIN Verlag publiziert seit 1998 wissenschaftliche Arbeiten von Studenten, Hochschullehrern und anderen Akademikern als eBook und gedrucktes Buch. Die Verlagswebsite www.grin.com ist die ideale Plattform zur Veröffentlichung von Hausarbeiten, Abschlussarbeiten, wissenschaftlichen Aufsätzen, Dissertationen und Fachbüchern.

**Besuchen Sie uns im Internet:**

http://www.grin.com/

http://www.facebook.com/grincom

http://www.twitter.com/grin_com

**Das Gesundheitsprodukt im Tourismus**

.

Termpaper im Rahmen der Ausbildung
„Gesundheitstourismus, Sport- und Eventmanagement"
eingereicht am 30.11.2008
von Mag. Gerhard Gstettner

# Inhaltsverzeichnis

# 1. Problemstellung

Viele Regionen versuchen seit einigen Jahren auf den Trend des Gesundheitstourismus aufzuspringen. Begriffe wie Alpine Wellness, Welltain®, Wellness, Medical Wellness usw. finden sich in sehr vielen Werbebroschüren wieder. Die Tourismusregionen in den Alpen sind auf der Suche nach einem Gesundheitsprodukt, welches vor allem in den Sommermonaten eine Nächtigungssteigerung mit sich bringen soll. Der Autor dieser Arbeit versucht, ausgehend vom Trend des Gesundheitstourismus, das touristische Produkt zu durchleuchten und das touristische Gesundheitsprodukt zu definieren.

# 2. Begriffserklärungen

**Wellness:**

Wellness wird immer noch als Megatrend beschrieben und beinahe täglich eröffnen neue, oft selbsternannte Wellnesshotels oder es werden neue Wellnessangebote angepriesen. Die Angebotspalette reicht von der Wellness-Wurstsemmel übers Joghurt bis hin zur Massage (PIKKEMAAT/WEIERMAIR, 2006). Der Gast ist heutzutage über eine hochwertige Wellness-Infrastruktur oder ein Produkt sehr gut informiert, konsumiert in der ganzen Welt Massagen und fällt sein Urteil gegenüber dem Anbieter sehr hart. Somit wird der Kunde sehr schnell die qualitativ hochwertigen von den weniger „guten" Betrieben und Produkten unterscheiden können, und diese werden auch wieder vom Markt verschwinden.

**Welltain®:**

Aufgrund der AMAS-Studie (SCHOBERSBERGER et al., 2000) wurde das Welltain-Produkt entwickelt. Es soll die positiven Einflüsse auf den menschlichen Organismus, die das Bewegen in gewissen Höhen mit sich bringt, durch persönliche Welltain-Coaches auf den Gast übertragen. Nach 5 Jahren scheint dieses Produkt wieder vom Markt zu verschwinden.

**Medical Wellness:**

Medical Wellness entspricht durch dessen Zielsetzung der Verhaltensmedizin. Kurz gesagt geht es um das Erreichen einer Lebensstiländerung. Medizinisch begleitete Wellnessprogramme bei bereits chronischen Krankheitsbildern, wie Rückenschmerzen, rheumatischen Erkrankungen und Herzkreislauferkrankungen, sollen positive Auswirkungen auf die jeweilige Lebensführung bewirken (DEUTSCHER WELLNESSVERBAND, 2008). Auch in diesem Sektor gibt es ganz wenige Betriebe, die diese Wellnessart professionell betreiben.

## 3. Der Gesundheitstourismus

Der Gesundheitstourismus umfasst laut der World Tourism Organization alle Reise- und Urlaubsformen, welche mit der Wiederherstellung und Entfaltung der Gesundheit zu tun haben (SMERAL, 2003):

- Wellnessurlaube zur Erholung, Entspannung und bewusste Entfaltung gesundheitlicher Ressourcen und Kompetenzen;
- Kuraufenthalte zur Linderung chronischer Leiden sowie zur Rehabilitation und Prävention;
- Rehabilitationsaufenthalte nach Erkrankung und Verletzungen;
- Klinikaufenthalte zur Nutzung kurativ- und akutmedizinischer Leistungen.

Nicht nur die Überalterung der westlichen Gesellschaft bringt den Wunsch nach Gesundheit mit sich. Die neuen Zielgruppen für den Gesundheitstourismus sind die Personen, die mehrmals im Jahr Urlaub machen, keine Kinder haben und wo beide Partner Geld verdienen (dinkys = double income no kids yet).Weiters wird auch die „Aging Society" in Zukunft den Großteil der touristischen Kunden ausmachen. Der allgemeine Gesundheitszustand der kommenden Gesundheitstouristen wird besser/jugendlicher sein als jener der jetzigen Sechzigjährigen (PIKKEMAAT/WEIERMAIR, 2006).

3

PIKKEMAAT/WEIERMAIR (2006) führen folgende Einflüsse auf den Trend Wellness-
und Gesundheitstourismus an:

- Individualisierung: Der Kunde möchte das Produkt mitbestimmen und sich
  verwirklichen.
- Multioptionalität: Die Auswahlmöglichkeiten, die der Gast bereits im Hotel mit
  Wellnessanlage treffen kann, erhöht sich. .
- Entschleunigung: Der Wunsch nach Stressbekämpfung aufgrund von
  Zeitknappheit und medialer Informationsflut steigt.
- Sinneswahrnehmung: Die Kunden nehmen das Produkt mit immer mehr
  Sinnen wahr.
- Überalterung: Der nachhaltige Lebensstil lässt die Gäste auf natürliche Art
  immer älter werden.
- Gesundheit: Körperliches Wohlbefinden hat einen hohen Stellenwert.

Der Megatrend „Gesundheit" wird auch nach SMERAL (2003) noch
lange anhalten:

> „Der präventive Gesundheitsurlaub mit
> Erlebnischarakter gehört zu den Tourismusangeboten,
> die eine wachsende Nachfrage verzeichnen können.
> Sowohl die steigende Zahl älterer Menschen, die Zeit
> und Geld investieren, um sich durch präventives
> Verhalten möglichst lange <<jung>> zu fühlen, als auch
> die jüngere Generation, bei der sich das Umwelt-,
> Körper- und Ernährungsbewusstsein immer deutlicher
> durchsetzt, tragen diesen Trend" (SMERAL, 2003, 154
> f).

## 4. Das touristische Produkt

Im Vergleich zu Konsumgüterprodukten weist ein touristisches Produkt nach BIEGER (2008) zahlreiche Besonderheiten auf:

- Eine touristische Leistung ist aus vielen Teilleistungen zusammengesetzt, wie Attraktionen in Erlebnisanlagen, Museen, Landschaften, Events und Infrastruktur (Unterkunft, Verpflegung, Transport, Wegenetz, usw.).
- Ein touristisches Produkt ist eine nichtmaterielle Leistung, die nur schwer vermittelbar und mit Unsicherheit behaftet ist. FREYER (1993) begründet dies unter anderem mit der Beschaffenheit des Produktes aus den Komponenten Zeit, Raum und Person.
- Ein touristisches Produkt bringt externe Effekte in großem Umfang mit sich. Dementsprechend besteht ein großes öffentliches Interesse an dessen Gestaltung. Das Produkt wirkt in den Bereichen Ökonomie, Ökologie und Gesellschaft/Politik und somit muss ein Produkt mit der Region, den Betrieben und Meinungsbildnern gemeinsam entwickelt werden
- Die Betreiber der örtlichen Infrastruktur, meist öffentliche Hand, sind ein wichtiger Faktor für ein funktionierendes touristisches Produkt.
- Zahlreiche Teilleistungen werden nicht unternehmerisch angeboten, sondern werden vom Gast unentgeltlich in Anspruch genommen (z.B. Wanderwege), müssen aber trotzdem vorhanden sein.
- Beim touristischen Produkt wird die Leistung direkt am Objekt bzw. Menschen erbracht, und diese Leistung ist nicht lagerbar.

Die Komplexität eines touristischen Produktes spiegelt die Schwierigkeiten auf der Vermarktungsseite wider. Der Urlaubserfolg ist objektiv nicht messbar, da der Kunde in seiner subjektiven Wahrnehmung für sich entscheidet, ob der Urlaub erholsam war oder nicht. Einzelne, nicht beeinflussbare Faktoren, wie das Wetter oder externe Leistungspartner (Wanderführer, Skilehrer, RezeptionistIn, u.v.m.) spielen hierbei eine entscheidende Rolle.

## 5. Das Gesundheitsprodukt:

In den Augen des Verfassers ist die Struktur eines Gesundheitsproduktes weitaus komlexer als ein „normales" Produkt. Es gelten die Merkmale eines touristischen Produktes und die folgende Abbildung 1 zeigt die wichtigsten Merkmale eines Produktes im Gesundheitstourismus. Je nach Zielgruppe und Art des Produktes fällt die Gewichtung der einzelnen Säulen unterschiedlich aus.

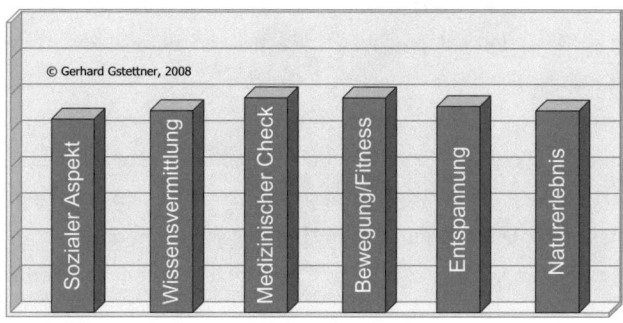

Abb.1: Die wichtigsten Säulen des Gesundheitsproduktes im Tourismus (eigene Gestaltung)

**Sozialer Aspekt:**
Gerade im Gesundheitstourismus ist die individuelle Betreuung, die Beziehungsebene zwischen Gast und „Trainer" wichtig; egal ob Bergführer, Hotelier oder MitarbeiterInnen im Tourismusverband. In touristischen Produkten steht das subjektive Wohlbefinden des Gastes im Mittelpunkt und ist somit im Gesundheitstourismus eine unverzichtbare Komponente (Hüttenabende, Gästeehrungen, usw.).

**Wissensvermittlung:**
Der hohe Informationsstand zur eigenen Gesundheit bedingt, dass die Wissensvermittlung zu diesem Thema ein sensibler Bereich ist. Der Gast will wissen, was er wie und warum machen muss, um seinen Gesundheitszustand zu erhalten oder zu verbessern. Wissensvermittlung kann neben der Bewegungsanweisung ein

6

Vortrag, ein Seminar und auch ein persönliches Coaching sein. Die Schulung der einzelnen Leistungspartner ist somit unbedingt notwendig, damit auch ein Bergführer zum Thema Herzkreislauf Bescheid weiß. Durch den beschränkten Einfluss der Tourismusorganisationen auf die privatwirtschaftlich geführten Leistungspartner sind in diesem Bereich sehr oft sehr schnell die Grenzen erreicht.

**Medizinischer Check:**

Die wohl wichtigste Komponente, um dem Titel Gesundheitsprodukt gerecht zu werden, ist die der medizinische Diagnose. Diese kann von reiner Pulsmessung bis hin zur Laktat- oder Herzfrequenzmessung gehen. Je nach Produkt sind diese zu definieren und auch mit den entsprechenden Fachleuten zu besetzen. Der Kunde erwartet sich auf seine Fragen kompetente Antworten.

**Bewegung/Fitness**:

Dass Bewegung das Wohlbefinden steigert und jung hält, verstehen die Gäste als allererstes. Die Intensität der Bewegung muss jedoch auf den Gast abgestimmt werden, welches in der Durchführung unter Umständen zu einem hohen „Traineraufwand" führen kann. Individuelles Caoching ist kostenintensiv und lässt das Produkt in die höhere Preiskategorie aufsteigen.

**Entspannung**:

Die Entschleunigung, durch Entspannungsübungen oder durch Wellness-SPA-Anwendungen, ist ein weiteres Wesensmerkmal des Gesundheitsproduktes. Passive Formen der Entspannung, wie Sauna- und Dampfbadbenützung, sind ebenso wichtige Komponenten des Gesundheitsproduktes wie die aktive Behandlung durch Therapeuten.

**Naturerlebnis**:

Um den Gast aus seinem Alltagsstress, seiner gewohnten Umgebung heraus zu holen, bedarf es einer intakten Natur und das Erlebbarmachen der Umwelt. Die Aspekte frische Luft, Höhenlage und sauberes Wasser spielen eine große Rolle.

## 6. Fazit

Nach der Meinung des Autors bedarf es hoher Marketinginvestitionen ein Gesundheitsprodukt am Markt zu platzieren. Einerseits benötigt es eine geeignete Wortwahl, um nicht mit Krankheit in Verbindung gebracht zu werden, anderseits existieren keine Fachmagazine, wie z.B. im Sportbereich, um das Zielpublikum zu erreichen. Kongresse für den potenziellen Gast gibt es keine. Meistens sind diese Themen so genannten Wellnessmessen untergeordnet.

# Literaturverzeichnis

Bieger, T. (2008). Management von Destinationen (7. Aufl.). München: Oldenburg Wissenschaftsverlag

Deutscher Wellnessverband (2008). Medical Wellness. Mehr als nur eine Marketing-Masche? URL: http://www.wellnessverband.de/medical/index.php (Stand: 24.11.2008)

Frey, W. (1997). Tourismusmarketing. Marktorientiertes Management im Mikro- und Makrobereich der Tourismuswirtschaft. München: Oldenburg Verlag

Pikkemaat, B., Weiermair, K. (2006). Wellness als Megatrend? In Wellness und Produktentwicklung (2006). Krczal, A. und Weiermair, K. (Hrsg.). Berlin: Erich Schmidt Verlag GmbH & Co

Schobersberger, W, Humpeler, E, Gunga, HC, Burtscher, M, Flora, G (2000). Jahrbuch der Österreichischen Gesellschaft für Alpin- und Höhenmedizin. Innsbruck: Raggl digital + print Gmbh.

Smeral, E. (2003). Die Zukunft des internationalen Tourismus. Entwicklungsperspektiven für das 21. Jahrhundert. Wien: Linde Verlag

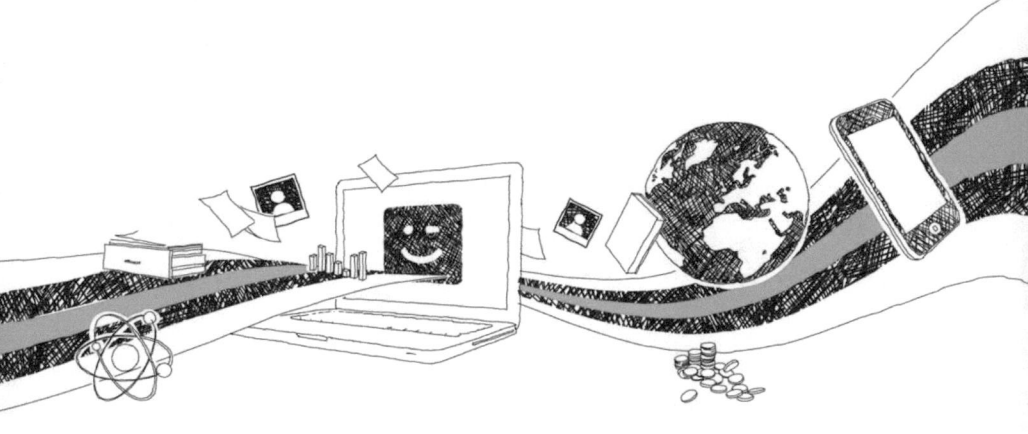
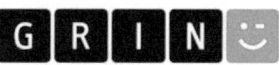